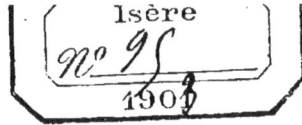

Jean CHATEAU

Chirurgien-Dentiste de la Faculté de Médecine de Paris
Ancien Chirurgien-Dentiste de la Préfecture de Police de Paris
Ancien Chef de Clinique à l'École Dentaire Française
Officier d'Académie

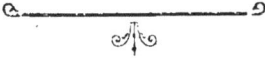

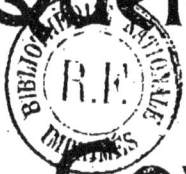

Quelques Conseils Utiles

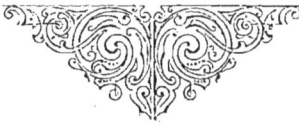

CHEZ L'AUTEUR

5, rue Félix-Poulat, 5

GRENOBLE

GRENOBLE

IMPRIMERIE Gabriel DUPONT

Rue des Remparts

1903

DU MÊME AUTEUR :

Dictionnaire Dentaire

Ouvrage résumant les principales connaissances professionnelles, la Médecine et la Chirurgie spéciales, à l'usage des Étudiants, du Médecin et du Praticien.

Paris, 1902. BAILLIÈRE et FILS, éditeurs.

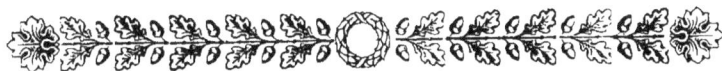

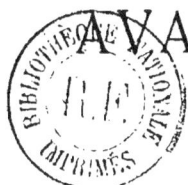

AVANT-PROPOS

———✳———

Nous désirerions que cette modeste brochure soit lue par tout le monde et passée de mains en mains à cause de la gravité réelle du mal qu'elle dénonce au public. Il s'appelle simplement Carie dentaire. Mais on a pu aussi, sans exagération, l'appeler « un mal social ». Ce titre fera probablement sourire les sceptiques. Qu'ils se donnent néanmoins la peine de lire ces quelques pages. Qu'ils les lisent jusqu'au bout, malgré l'aridité apparente du sujet.

Leurs idées seront probablement modifiées à plus d'un point de vue. Ils apprendront à dépister et à combattre la maladie qui les guette, qui guette leurs enfants, et qui, trop fréquemment, peut devenir redoutable par ses complications.

Peut être alors, ces sceptiques de tout à l'heure, convaincus de la gravité du péril qui menace la santé, frappés aussi de la facilité avec laquelle on peut l'éviter, contribueront, eux aussi, à répandre les principes d'hygiène buccale. Ils feront ainsi une œuvre utile, bienfaisante — et notre but sera atteint.

J. C.

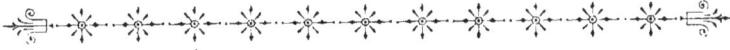

L'art dentaire en France

Peu de professions en France ont subi une modification aussi profonde et aussi rapide que celle de dentiste.

Le relèvement professionnel commencé par les Écoles Dentaires a été définitivement consacré par la loi de 1892 qui a fait du nouveau Chirurgien-Dentiste un véritable Médecin, un Chirurgien, possédant une instruction sérieuse, au courant des derniers progrès de la science en général et de son art en particulier.

Cette transformation complète s'est accomplie en France seulement depuis 1892. Auparavant, la profession était libre, on n'exigeait aucun diplôme, et par conséquent pas d'études spéciales.

Les Etudes Dentaires

En 1892, à la suite d'accidents mortels causés par des dentistes non diplômés, une loi intervint. Elle oblige ceux qui voudront se faire dentistes, à justifier de certains grades universitaires ; elle soumet l'Etudiant à trois années d'études médicales et spéciales dans une Ecole Dentaire reconnue par l'Etat, où il apprendra complètement sa profession, théoriquement et pratiquement, sous la direction de professeurs expérimentés. Il suit, en outre, dans les hôpitaux des services de médecine et de chirurgie, il est astreint à la dissection, comme les étudiants en médecine.

Mais cela ne suffit pas. L'étudiant passe devant la Faculté de Médecine des examens successifs, éliminatoires. S'il en est jugé digne, il reçoit le titre de Chirur-gien-Dentiste qui est un titre officiel, un titre d'Etat lui donnant tous les droits d'un Docteur en Médecine pour sa partie spéciale, la bouche.

On peut donc dire, sans être aucunement taxé d'exagé-ration que la Science Dentaire est fondée en France depuis quelques années. Il serait plus juste de dire qu'elle a été créée. C'est de cette époque, en effet, que datent les travaux remarquables de nos éminents confrères qui ont véritablement créé la bactériologie, la pathologie, la thérapeutique dentaire, considérablement augmenté les connaissances en anatomie et en physiologie spéciales.

Il existe, du reste, une Fédération composée de dentistes des diverses nations. Le bureau de la Fédération se réunit chaque année dans un pays différent pour faire connaître et discuter les intérêts professionnels, les nouveautés scientifiques ou pratiques.

De même, l'Association Française pour l'Avancement des Sciences, comporte actuellement une section d'Odon-tologie. Ce fait se passe de commentaires ; il donne une juste idée du niveau scientifique où s'est élevée la pro-fession.

Les anciens Dentistes

On conçoit que la loi de 1892 n'ait pas pu avoir d'effet rétroactif, rejeter en bloc tous les dentistes qui, dès lors, exerçaient leur profession. Mais elle a décidé que ceux-ci disparaîtraient par voie d'extinction et qu'au point de vue légal, ils seraient tolérés à la condition expresse qu'ils ne pourraient pas faire d'anesthésie, d'extraction sans douleur.

Le Chirurgien Dentiste a donc la plénitude des droits. Il peut soigner, non seulement les dents, mais les mala-dies de la bouche, faire de l'anesthésie générale et locale, faire des ordonnances. Le simple Dentiste peut seulement soigner les dents ou les extraire sans qu'il lui soit permis, en aucun cas, de faire aucune anesthésie même locale ; sinon, il tombe dans le cas d'exercice illégal de la médecine et peut encourir des peines très sévères.

Utilité de la loi

Cette condition, qui peut paraître draconnienne, est en réalité une mesure sage et prudente du législateur, car l'anesthésie, même locale, faite sans connaissances spéciales, peut amener des accidents très graves et même mortels.

Il y a, en effet, parmi les anciens dentistes non diplômés, des professionnels qui, à force d'attention et de persévérance, ont acquis une expérience indiscutable. Cette expérience supplée, dans une certaine mesure, les connaissances théoriques qu'ils n'ont pu acquérir ; car non seulement les Écoles Dentaires n'existaient pas, mais les matières qu'on y enseigne étaient, pour la plupart, encore à créer.

De ces anciens dentistes, on peut dire qu'ils honorent la profession qu'ils ont, du reste, contribué à perfectionner. L'expérience leur a appris à être prudents. Leur conscience leur démontre parfaitement que, pour juger des contre-indications de l'anesthésie, pour la mener à bien, pour parer aux accidents possibles, il est indispensable d'avoir fait des études médicales, que seul le Docteur en Médecine et le Chirurgien-Dentiste ont faites. Hors de là, les autres dentistes qui ont la hardiesse inconcevable et coupable de se livrer malgré la loi, à la pratique de l'anesthésie, agissent en véritables inconscients, car rien ne les rend hardis comme l'inconscience du danger de mort où ils mettent leurs clients.

Il est bon que le public soit éclairé à ce sujet.

Antisepsie

Une autre considération du plus haut intérêt doit guider dans le choix d'un Dentiste. Nous voulons parler de l'antisepsie des instruments.

Si l'on réfléchit, en effet à ceci, que d'une part les mêmes instruments de dentiste servent pour tout le monde que, d'autre part, les maladies les plus graves (tuberculose, syphilis) peuvent être transmises d'une personne à l'autre par cette voie, la conclusion s'impose. Les dentistes qui ne font pas l'antisepsie rigoureuse, absolue de leurs instruments, constituent au point de vue social un danger public et ils sont d'autant plus coupables qu'ils connaissent le péril.

L'antisepsie est réalisée par l'installation elle-même qui, outre la propreté la plus élémentaire, devra comprendre des crachoirs à eau courante remplaçant les anciens vases, véritables nids à microbes. La têtière du fauteuil devra être garnie de serviettes changées après chaque client, car on a observé souvent que diverses maladies cutanées sont transmises par les têtières. Surtout, les instruments devront être soigneusement désinfectés et flambés avant toute intervention. Voilà le point principal.

Il suffira de signaler ces divers dangers aux mères de famille pour qu'elles s'adressent à un praticien sérieux, conscient de sa responsabilité et dans lequel elles puissent avoir une confiance absolue. On s'entoure de garanties sérieuses avant de faire choix d'un médecin ; il doit en être de même pour le dentiste.

Quant au Chirurgien-Dentiste lui-même, outre les qualités de morale sur lesquelles nous n'insisterons pas, il devra être patient, doux, avoir la main très légère, posséder un sang froid à toute épreuve, une grande expérience, et ne jamais sacrifier une dent à moins d'urgence évidente.

De plus, et avant tout, il faut qu'il sache inspirer une confiance absolue à ses malades.

Alors, la « sainte terreur du dentiste » disparaît et avec elle l'angoisse que l'on éprouvait en s'asseyant sur le fauteuil. Les opérations qui, tout d'abord, paraissaient si terribles deviennent, grâce à la douceur de l'opérateur et à l'anesthésie, de simples formalités ennuyeuses, mais dont on se trouve amplement récompensé par la suite.

C'est dans cet ordre d'idée, qu'il est sage et prudent de la part des parents d'habituer leurs jeunes enfants à une visite trimestrielle chez le Dentiste où ils finissent par venir sans aucune appréhension.

De l'importance des soins dentaires

———

L'état des dents a une grande influence sur la santé générale. C'est une vérité admise par tous les médecins ; ils ne cessent de la répéter, mais, trop souvent, leurs efforts ne sont guère couronnés de succès. Ils se heurtent généralement à l'insouciance des uns, à l'ignorance des autres.

Or, il faut bien que les pères et mères de famille le sachent : par cette indifférence coupable, ils sont bien souvent les auteurs, involontaires mais réels, du mal qui, progressant lentement, deviendra peut-être un jour redoutable et pourra menacer dans une certaine mesure, l'existence de leurs enfants.

Bien que paraissant exagéré, ceci n'est pourtant que l'expression de la vérité. Qu'arrive-t-il, en effet ?

Les caries, faciles à enrayer au début, ne sont pas soignées. Les dents s'infectent, il survient des fluxions, des abcès. Sans compter les douleurs violentes, les insomnies, la fièvre, le manque d'appétit, l'amaigrissement, il peut survenir bien des complications.

Tout d'abord (et ceci est fréquent), les ganglions s'enflamment, peuvent suppurer. Leur ablation, quelquefois nécessaire peut laisser des cicatrices indélébiles.

D'un autre côté, l'os suppure, se nécrose, il survient des abcès du sinus maxillaire, dont la guérison est très longue, très difficile. Les aliments sont plus ou moins refoulés dans les fosses nasales et il y a une gêne très pénible de la parole.

Le plus souvent, on se trouve en présence de jeunes gens qui à 20 ans — ou avant — n'ont pour ainsi dire pas une dent saine. Celles qui ont encore la forme primitive,— les font souffrir au chaud ou au froid, ou bien pendant la nuit. Les autres dents sont représentées par des chicots informes recouvrant des fistules intarissables. Il y a déglutition constante du pus qui, pénétrant dans les voies digestives, peut amener de graves désordres.

En outre, les chicots écorchent la langue et les lèvres, il n'est pas rare que ces piqûres servent de porte d'entrée à la tuberculose ou à d'autres maladies contagieuses. Ceci est d'autant plus vrai que chez ces individus, vieillis avant l'âge, l'alimentation se fait mal et la résistance de l'organisme est considérablement amoindrie. De la misère physiologique à la misère morale, il n'y a qu'un pas rapidement franchi. Les malades sentent qu'ils sont faibles, il se frappent, croient avoir une maladie mortelle, et à cette préoccupation constante vient s'ajouter l'humiliation de se sentir un peu mis à l'écart. Ils ne se rendent pas compte que c'est à cause de la félidité de leur haleine, qu'on s'éloigne d'eux.

Ce tableau peut paraître exagéré, il ne l'est nullement. Il suffit d'avoir passé quelques années dans un service hospitalier fréquenté par les jeunes gens, pour le constater. Du reste, une statistique récente montre que depuis cinq ans, plus de mille jeunes gens ont été réformés par les Conseils de revision pour ce motif.

Si l'on pense qu'à côté des réformés, il y en a un nombre bien plus considérable dont l'état douteux est déjà très mauvais, si l'on pense surtout que le système dentaire est peut être encore plus exposé chez les jeunes filles et les jeunes femmes, la conclusion s'impose. La carie dentaire est un mal redoutable, non seulement en lui-même, mais plus encore par ses complications de toute nature, et ses conséquences déplorables sur l'état général.

Il est certain que nombre de tuberculeux ne l'auraient jamais été si, mâchant normalement, ils avaient pû s'alimenter et résister facilement à l'infection.

Lorsque le praticien se trouve en face d'un de ces cas déplorables, et lorsqu'il pense que l'hygiène dentaire aurait pu prévenir tous ces désastres, les limiter tout au moins, la pitié lui donne de nouvelles forces pour lutter encore, pour répandre les principes d'hygiène buccale.

Mais nos forces seules ne suffisent pas. Il nous faut chercher des auxiliaires précieux dans le public éclairé et, en premier lieu, parmi les mères de famille toujours soucieuses de la santé de leurs enfants.

Nous venons donc leur dire : Aidez-nous à répandre les principes d'hygiène buccale. Habituez de bonne heure vos enfants à se nettoyer les dents. Ils mâcheront convenablement et, comme ce qui est bien mâché est à moitié digéré, la digestion et l'assimilation des aliments se feront complètement. Leur organisme pourra lutter avec succès contre les éléments pathogènes qui les guettent sans cesse. Vous verrez vos enfants bien portants, vigoureux. Ce sera votre meilleure récompense.

Un peu d'odontologie

Nous croyons bien faire en donnant ci-dessous quelques renseignements abrégés sur les dents et la carie.

Il importe de détruire tant de préjugés à cet égard qu'on nous pardonnera ces pages, quelque peu arides.

Dent

Les dents sont des organes d'apparence osseuse, destinées à triturer les aliments qui se rendent ensuite dans l'estomac pour être digérés, puis dans l'intestin, pour y être assimilés.

Mastication, digestion, assimilation sont trois fonctions successives, solidaires. Si une de ces fonctions est défectueuse, tout est défectueux. Or, la mastication étant l'acte primitif, on comprend dès à présent l'importance énorme d'une dentition complète et saine, au point de vue de l'estomac qui, sans les dents, est surmené; devient fatalement malade.

Ceci explique également que le port d'un appareil bien fait guérisse souvent des maladies d'estomac dues à une mastication imparfaite.

Structure

Une dent quelconque comporte les tissus suivants.

Un tissu mou, la *pulpe* (improprement appelé nerf), qui se compose de cellules spéciales embrassant dans leurs mailles les artères, les veines, les nerfs qui mettent la dent en relation avec le système général. La pulpe donne à la dent sa sensibilité spéciale et générale.

Trois tissus durs :

1° *L'ivoire* ou dentine qui est la substance même de la dent, et est secrétée par la pulpe. L'ivoire est parcouru du centre à la périphérie par des canalicules microscopiques contenant des prolongements de la pulpe.

C'est ce qui explique que certaines dents dont l'ivoire seul est atteint, soient sensibles au chaud, au froid, à la percussion ;

2° *L'émail.* Tissu le plus dur de l'organisme. Il recouvre la couronne de la dent jusqu'au collet.

L'émail est recouvert chez les nouveau-nés d'une membrane, la *cuticule de Nasmyth* qui disparaît vite;

3° *Le Cément.* Le Cément se rapproche sensiblement de l'os. Il constitue la racine de la dent.

Le centre de chaque racine comporte un canal qui sert au passage du filet radiculaire reliant la pulpe d'une part et les vaisseaux et nerfs maxillaires d'autre part.

Division

La dent se compose d'une partie libre, la *couronne*, et d'une partie implantée dans le maxillaire, la *racine*.

La partie intermédiaire est le *collet.*

La partie du maxillaire dans laquelle la dent est implantée s'appelle l'*alvéole.* Elle disparaît lorsque la dent n'existe plus.

Les dents se divisent en *incisives*, qui servent à couper, *canines*, à déchirer, *molaires*, à broyer.

Dents de lait.

Chez l'enfant, il y a 8 incisives, 4 canines, 8 molaires. Ces dents sont appelées dents de lait.

Leur apparition, leur *éruption*, varie suivant l'état de santé de l'enfant, suivant qu'il est nourri au sein ou au biberon. Voici, d'une façon générale, l'ordre approximatif dans lequel se fait l'éruption.

Incisives centrales inférieures........	du 6e au 7e mois.
Incisives centrales supérieures........	au 10e »
Incisives latérales inférieures........	16e »
Incisives latérales supérieures........	20e »
Premières molaires inférieures.......	24e »
Premières molaires supérieures.......	26e »
Deuxièmes molaires inférieures......	30e »
Deuxièmes molaires supérieures......	36e »
Canines inférieures.................	30e »
Canines supérieures................	33e »

Dents permanentes.

Vers l'âge de six ans, apparaissent en arrière des deuxièmes molaires de lait 4 grosses dents.

A partir de ce moment les dents de lait tombent, sont remplacées par des dents *permanentes*, puis en arrière de la dent de six ans apparaissent successivement les deuxièmes grosses molaires, puis les dents de sagesse.

Ces divers phénomènes se font approximativement dans l'ordre suivant :

Grosses molaires inférieures..........	de 5 à 6 ans 1/2
Grosses molaires supérieures.........	» »
Incisives centrales inférieures........	6 à 7 ans.
Incisives centrales supérieures........	» »
Incisives latérales inférieures........	7 à 8 »
Incisives latérales supérieures........	» »
Premières prémolaires inférieures.....	8 à 9 »
Premières prémolaires supérieures....	» »
Deuxièmes prémolaires inférieures....	9 à 10 »
Deuxièmes prémolaires supérieures....	» »
Canines supérieures................	10 à 11 »
Canines inférieures................	» »

Deuxièmes grosses molaires inférieures. de 11 à 12 ans.
Deuxièmes grosses molaires supérieures   »   »
Troisièmes grosses molaires..........   18 à 25 »'
(Dents de sagesse).

Chez l'adulte, les dents permanentes ou de remplacement comportent donc 8 incisives, 4 canines, 8 petites molaires, 12 grosses molaires dont les 4 dernières sont appelées dents de sagesse.

Carie dentaire

La carie est, par excellence, la maladie de la dent. Elle est caractérisée par la destruction lente des tissus durs de la dent, progressant de la périphérie vers le centre.

Causes générales prédisposantes. — Etat général affaibli, croissance, alimentation, grossesse.

Locales. — Sillons, érosions, changements brusques de température, glaces, hypoacidité de la salive, tartre.

Causes occasionnelles. — Celles qui ouvrent une porte d'entrée aux microbes.

Chocs. — Usure mécanique des dents. Maladies de la bouche, des gencives, qui déchaussent les dents dont le collet se trouve exposé à l'action des divers acides buccaux (fermentation acétique, lactique, butyrique) et aux agents chimiques (acides citrique, malique, oxalique, les sucres, l'albumine, l'alun, le tannin).

Cause efficiente. — Une association de microbes qui se trouvent enfermés dans le tartre, lequel est un dépôt calcaire de la salive.

Nous avons vu que la carie détruit progressivement les tissus dentaires.

De là, une première indication. Faire soigner ses dents le plus tôt possible avant que la carie ne soit pénétrante, c'est-à-dire avant qu'elle n'ait atteint la pulpe (le nerf).

Il y a, en effet, deux grandes divisions. La carie est *superficielle* ou *pénétrante.*

D'une façon générale, elles se différencient par ce fait que la douleur est *provoquée* par le froid ou le chaud, ou au contraire, *spontanée* dans la carie pénétrante.

De là également, il résulte deux traitements bien différents. A ce propos, on entend souvent dire : « Tel dentiste ne m'a fait aucun mal, il a tout terminé en un

quart d'heure, et depuis ma dent ne m'a jamais plus fait souffrir ».

Il s'agissait là d'une carie superficielle, facile à traiter, en effet, en une seule séance.

Si, au contraire, la carie est pénétrante, il faut tout d'abord détruire la pulpe ainsi que les prolongements radiculaires, l'enlever, faire l'antisepsie de la dent avant de l'obturer. Faute de ces soins, longs et difficiles, après une période variable, il survient un abcès, une fluxion et leurs complications possibles. Il faut convenir que trop malheureusement, le cas se présente souvent.

Il faut convenir également que, dans la majorité des cas, la responsabilité en remonte au sujet lui-même qui, par son impatience, se hâte d'en finir, n'a pas voulu accorder le temps nécessaire à un traitement sérieux, ou ne l'a pas pu. Quelquefois même une crainte qu'il croit insurmontable l'entraîne à ne plus retourner chez le dentiste. Il ne réfléchit pas qu'il est ainsi l'artisan de son propre malheur.

Quelques réflexions à propos de la carie.

On rencontre certaines personnes qui, très sérieusement croient que la carie est due aux vers des dents. Il importe de détruire cette légende qui, en réalité, est due à un fait exact en lui-même, mais extrêmement rare et surtout mal interprété.

On a signalé, en effet, des cas d'affection de la mâchoire (et non de la dent) par un parasite, la *doure* des mâchoires *(fasciola hepatica)*. C'est la présence de ces parasites qui a donné lieu à la légende du vers des dents.

Un individu a mal aux dents. Les douleurs sont très violentes, le malade crie, se démène, demande qu'on le soulage. Immédiatement une personne bien renseignée dit

qu'il faut mettre du vinaigre, une autre de la créosote.
Telle personne affirme que l'absinthe est souveraine. Un
autre a obtenu un résultat surprenant avec de l'eau séda-
tive, de l'encens, de l'ail.

On essaie tout sur le pauvre patient, teinture d'iode,
cataplasmes et même de la liqueur d'arquebuse ou de
l'huile bouillante dans l'oreille. En fin de compte lorsque
la bouche est toute brûlée par les divers caustiques, lorsque le malheureux est étourdi par les drogues qu'on lui
a mises dans l'oreille, on le mène chez le dentiste.

C'est un peu — toute proportion gardée — comme le
médecin qu'on va chercher lorsque le malade va mourir.

Le dentiste, en tous cas, aurait immédiatement fait ces-
ser ces douleurs, car il se serait attaqué à la cause.

Très souvent ces douleurs très violentes sont dues, non
pas à l'irritation de la pulpe (du nerf) mais à une dent qui
a été obturée intempestivement et qu'il aurait suffi de
désobturer au début des douleurs.

Quant au cataplasme de farine de lin, il faut bien que
les mères de famille sachent, tout d'abord que c'est un
véritable nid à microbes et ensuite que son emploi sur la
joue contre les maux de dents doit être absolument rejeté.

Il ne tend, en effet, qu'à favoriser l'issue du pus à l'extérieur, sur la joue, ce qui laisse des cicatrices indélébiles ou même des fistules.

Nous avons parlé plus haut des quatre grosses dents
qui, de 6 à 7 ans, font leur éruption derrière les molaires de lait.

Une erreur (malheureusement fréquente) consiste à
croire que ce sont des dents de lait et, qu'en consé-
quence il est inutile de les soigner. Cette erreur est
d'autant plus regrettable que pendant toute la période
ultérieure de la disparition des dents de lait, tout le poids
de la mastication est supporté par ces quatre dents qui,
d'autre part, ont une prédisposition particulière à la
carie.

L'attention des parents devra donc se porter sur ce point. Ils devront surveiller spécialement ces quatre dents et se rappeler, d'une façon générale, qu'aucune tache suspecte ne doit être négligée.

———

Une dent peut parfaitement être cariée, même assez profondément, sans qu'il y ait d'orifice extérieur apparent. Les microbes pathogènes pénètrent au travers de l'émail par un orifice microscopique, quelquefois sur la face postérieure de la dent. Arrivés dans l'ivoire, ils creusent alors rapidement une cavité dans ce tissu moins résistant. Lorsque survient l'effondrement de la paroi d'émail, le patient constate avec stupéfaction cette grosse cavité qu'il croit de formation toute récente, alors qu'une visite antérieure chez le dentiste aurait pû l'éviter.

———

Un préjugé contre lequel on ne saurait trop lutter, affirme qu'il est inutile de soigner les dents de lait, à cause de leur peu de durée.

Il faut que les parents sachent ceci. Tout d'abord, la carie des dents de lait peut se communiquer aux dents permanentes, ce qui est déplorable.

Le résultat sera tout aussi déplorable si, à cause de la carie des dents de lait, on est amené à les extraire prématurément car, les dents permanentes n'étant pas guidées dans leur éruption pousseront de travers, du côté de la joue, du palais, de la langue.

On doit donc soigner jalousement les dents de lait et le dentiste ne doit en opérer l'extraction que dans des cas exceptionnels, absolument urgents.

———

Une croyance erronée consiste à croire que le tartre ne doit pas être enlevé, parce qu'il soutient les dents.

Or, en réalité, si les dents sont branlantes, allongées, c'est que le tartre, s'infiltrant comme un coin entre les alvéoles et les dents, a déchaussé ces dernières. Mais comme le tartre s'est accumulé entre les dents, il paraît les soutenir, alors qu'il détruit progressivement l'alvéole jusqu'au moment fatal où la dent tombera d'elle-même.

En outre, le tartre est la cause la plus fréquente de la carie, car il contient les micro-organismes qui, protégés par lui contre les agents extérieurs, travaillent lentement et sûrement à la destruction des dents.

Hygiène Buccale

Elle consiste dans l'ensemble des moyens propres à conserver, non seulement la santé de la bouche et des dents ; mais aussi, par ce moyen, la santé générale.

Le milieu buccal est, en effet, un réceptacle constant de microbes qui y pullulent et qui peuvent être entraînés dans l'estomac par déglutition. Le bol alimentaire, souillé par les caries infectées va infecter à son tour l'estomac. Nombre de dyspepsies sont ainsi dues au manque d'hygiène buccale.

La bouche étant la porte d'entrée d'une foule de maladies infectieuses, il est certain que si ces germes pathogènes sont balayés, s'ils n'ont pas le temps de séjourner dans la bouche, l'hygiène buccale aura ainsi fait œuvre utile. De plus, dans les bouches malpropres, la moindre piqûre, la plus petite érosion peut prendre une allure inquiétante : les gingivités chroniques et leurs diverses complications, la fétidité de l'haleine sont le résultat de cette coupable négligence.

L'hygiène buccale est réalisée par l'usage de la brosse à dents et des dentifrices, suivi de lavages antiseptiques

La *brosse à dents* ne doit pas être grosse, mais petite. Les soies doivent être élastiques, moyennement fermes. On doit rejeter l'usage des brosses avec pointes en caoutchouc qui ne font que repousser entre les dents les détritus alimentaires, sans les chasser.

Les *dentifrices* (poudres, pâtes, savons) doivent varier suivant l'acidité ou l'alcalinité de la salive, et suivant certains états particuliers de la bouche ou des dents.

En faisant usage des diverses préparations du commerce, on a donc une chance sur deux pour que le dentifrice soit mauvais.

Il faut que le chirurgien-dentiste, après examen sérieux, ordonne le dentifrice qui convient à chaque personne.

Quoi qu'il en soit, il faut brosser les dents sur toutes les faces sans exception, surtout de haut en bas, pour que les poils de la brosse puissent pénétrer entre les interstices dentaires. Ce brossage doit se faire lentement, complètement, doucement, et c'est une grave erreur de croire qu'il faut faire saigner les gencives. Toute érosion de la muqueuse buccale est une porte d'entrée ouverte à l'infection.

Pendant le nettoyage, il faut s'habituer à garder dans la bouche un peu de liquide, que l'on renouvelle, de façon à ce que les détritus enlevés par la brosse soient entraînés au dehors.

Théoriquement, le nettoyage des dents devrait être effectué après chaque repas. En réalité, il faut se nettoyer les dents au moins *le soir* en se couchant et non pas le matin alors que les fermentations dangereuses se sont produites pendant la nuit.

Quant à l'usage du cure-dents, il peut-être toléré à condition qu'on ne fasse pas saigner les gencives.

En tous cas, le cure-dent doit-être absolument personnel. On a observé des cas de syphilis transmise par les cure-dents, dans les restaurants.

Le meilleur type est celui qui est constitué par une fine lamelle d'or flexible et stérilisable.

On emploie aussi des fils de soie que l'on passe dans les interstices dentaires.

En résumé, les parents devront habituer de bonne heure leurs enfants à se nettoyer les dents, comme ils se nettoient la figure, les mains. De même, il sera bon d'aller de temps en temps chez le dentiste qui, seul, peut découvrir les moindres lésions dentaires et y porter remède immédiatement.

Hygiène buccale dans certains cas particuliers

Nourrissons. — C'est une excellente habitude, que de nettoyer la bouche des enfants au sein ou au biberon.

Un moyen facile consiste à opérer ce nettoyage de la muqueuse ou des dents avec un petit tampon d'ouate stérilisée qu'on trempe dans de l'eau de Vichy. On incline en avant la tête de l'enfant.

L'hygiène buccale devient indispensable lors de la percée des dents de lait. Elle empêche tout au moins les complications buccales de l'éruption.

D'une façon générale, les parents prudents devront, à ce moment, s'adresser à un dentiste expérimenté qui, suivant les cas, suivant l'état général de l'enfant, prescrira des calmants, facilitera la sortie des dents.

La racine de guimauve, que l'on donne à mordre au bébé, peut le soulager; mais il faut absolument qu'elle soit toujours très propre, il faut l'attacher aux vêtements pour éviter qu'elle se salisse en tombant.

Les bains tièdes calment l'enfant et sont un adjuvant précieux de l'éruption des dents de lait.

Appareils. — Chez les personnes qui portent un appareil, l'hygiène buccale doit être très rigoureuse.

En outre, il est certains principes de propreté qu'il ne faut pas oublier. Nous voulons parler du nettoyage de l'appareil, qui doit être fait à la brosse et au savon après chaque repas, si possible. Faute de ces soins, les particules alimentaires s'amassent, produisent bientôt une odeur désagréable. L'appareil lui-même se recouvre d'un enduit gras et de tartre.

Après le nettoyage, on doit plonger l'appareil dans une solution antiseptique pendant quelques instants.

Maladies générales. — L'état de la bouche doit être surveillé de très près. La résistance de l'individu étant, en effet, très amoindrie, les microbes trouvent un terrain éminemment favorable à leur développement. Les inflammations de la gencive, de la bouche sont habituelles. On peut observer des maladies de l'oreille, de la glande parotive, des affections de l'intestin, de la pneumonie infectieuse. Une hygiène buccale bien comprise pourrait éviter tout cela.

Elle consistera en lavages fréquents avec de l'eau de Vichy, en grattages de langue, en brossage des dents suivi de gargarismes antiseptiques.

Appareils dentaires

Appareils de redressement, de restauration.
Prothèse

Les progrès incessants de l'art dentaire permettent, actuellement, de conserver les dents même très malades. Néanmoins il y a des cas où on est obligé de remplacer les dents absentes. C'est là une opération de la plus haute importance au point de vue de la mastication, de la santé générale par conséquent.

En principe, il est absolument indispensable qu'un appareil dentaire soit *parfait*. Il ne faut pas qu'il aille à peu près, il faut qu'il aille très bien pour rendre les services précieux qu'on est en droit d'en attendre.

Or, rien n'est plus difficile à fabriquer qu'un appareil *bien fait*. Le dentiste consciencieux est obligé de surmonter une foule d'obstacles, de difficultés, qu'un professionnel seul peut comprendre. Mais lorsque le résultat est acquis, il se trouve amplement récompensé par la satisfaction et la reconnaissance des intéressés.

Les appareils se font en vulcanite ou en or, ou bien en combinant les deux matières.

Ceci varie suivant les cas, suivant le nombre de dents qui restent. D'une façon générale l'or est idéal, parce que, lui seul, résistant aux acides buccaux, peut durer indéfiniment.

Mais on conçoit facilement que, l'habileté du dentiste mise à part, il faut que les matières premières de la fabrication soient de toute première qualité. Il y a des titres différents d'or, des épaisseurs variables, des dents artificielles dont la fabrication revient plus ou moins cher. Toutes ces conditions ont une influence énorme sur la solidité et la durée du dentier, mais aussi sur son prix.

Pour les appareils, en effet, rien n'est plus cher que le bon marché de certains dentistes peu scrupuleux. On en a toujours pour son argent. Si les appareils, gênent, blessent la bouche, s'ils se cassent plus ou moins vite, on sera obligé, pour un second appareil, de s'adresser à un praticien sérieux et capable. Comme consolation, on aura deux dépenses au lieu d'une seule. On finit par où on aurait dû commencer.

La prothèse dentaire a fait depuis quelques années d'immenses progrès. On utilise maintenant, pour la rétention des appareils, des racines compromises que l'on parvient à guérir. Dans certains cas, quelques racines suffisent à placer à demeure un appareil complet dont la plaque palatine très réduite, est invisible. D'autre part, on est parvenu à imiter absolument la gencive, ce qui permet de combler les pertes de substance de la gencive. On peut dire qu'un appareil bien exécuté, fait partie intégrante de celui que le porte et lui rend des services inappréciables.

Pour ce qui est du redressement des dents mal placées, on est arrivé actuellement à modifier non seulement la position des dents, mais aussi, dans les cas de prognatisme, de menton de galoche, à modifier la forme, l'allongement du maxillaire, de l'os lui-même.

De même, lorsqu'il s'agit de malformation de la voûte ou du voile du palais, des différentes variétés de bec de lièvre, de gueule de loup, la perfection de la prothèse moderne permet au chirurgien-dentiste, grâce à un appareil soigneusement étudié et bien exécuté, de donner une mastication convenable, une parole correcte aux malheureux qui jusque là, ne pouvant plus se nourrir normalement, ni articuler une phrase, vivaient réellement en dehors de la Société.

Nous espérons que ces quelques pages écrites avec le souci constant d'être utile à nos semblables, seront bien accueillies par les pères et mères de famille.

Nous désirerions contribuer, pour notre modeste part, à ce que le public soit désormais éclairé sur le danger véritable de la carie, au point de vue de la santé générale, sûr qu'il comprendra enfin l'importance énorme de l'hygiène dentaire qui en est le remède simple et souverain.

Lorsque chacun sera persuadé de l'utilité des soins de la bouche, le moment sera proche où se réaliseront les vœux des chirurgiens-dentistes vraiment clairvoyants : les soins dentaires dans les écoles et dans l'armée, puisque ces deux collectivités sont les seules où tout le monde passe.

Nous serions également heureux, si nous avions réussi à attirer l'attention du public sur le grand mouvement professionnel qui, grâce aux dentistes français, aux écoles dentaires, s'est effectué depuis quelques années, dans un sens nettement scientifique et médical pour le plus grand bien de la Société. Il serait injuste d'oublier que si les nouveaux Chirurgiens-Dentistes sont officiellement de véritables médecins de la bouche, s'ils ont conquis leur droit de cité dans le corps médical, ils le doivent aux efforts incessants des confrères qui n'ont cessé de lutter par la parole ou par la plume, pour le relèvement définitif de notre chère profession.

Jean CHATEAU,

Chirurgien-Dentiste de la Faculté de Médecine de Paris,
Ancien Chirurgien-Dentiste de la Préfecture de Police de Paris,
Ancien Chef de Clinique à l'École Dentaire Française,
Officier d'Académie.

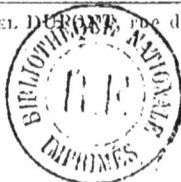

8115. — Grenoble, imp. GABRIEL DURAND, rue des Remparts.

www.ingramcontent.com/pod-product-compliance
Lightning Source LLC
Chambersburg PA
CBHW060459210326
41520CB00015B/4020